AF586241

APERÇU CRITIQUE

DE

MON SÉJOUR EN ITALIE

IMPRIMERIE DE W. REMQUET ET Cie,
rue Garancière, 5.

APERÇU CRITIQUE

DE MON

SÉJOUR EN ITALIE

SUIVI D'UN

ÉPISODE DRAMATIQUE A PARIS

Par le docteur Maurice HERCZEGY.

Se vend au profit de cinq orphelins

Prix : 50 centimes.

PARIS

DENTU, LIBRAIRE, 13, GALERIE D'ORLÉANS,
PALAIS-ROYAL.

ET CHEZ L'AUTEUR, RUE DU HELDER, 18.

1857

APERÇU CRITIQUE

DE

MON SÉJOUR EN ITALIE.

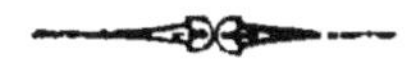

Le développement que je donne à cet ouvrage justifiera amplement le titre qu'il porte; je veux le soumettre à la publicité, et s'il m'arrive quelquefois de risquer un mot hasardé, dans une langue que j'aime avec ferveur, je prie mes lecteurs de prendre ce récit pour ce qu'il devrait être et non pour ce qu'il est, et j'ose réclamer d'eux (le style on le sait représente l'individualité de l'homme) en faveur d'un étranger peu habitué encore aux difficultés de la langue française, indulgence et bonne volonté. — Le but de mon opuscule, on le verra, n'est pas coupable, car on ne peut le ranger parmi les libelles qui s'attaquent aux institutions humaines, ni parmi ceux qui par leurs extravagances vont jusqu'à profaner la parole divine; je me tiens dans un *noli me tangere* aussi de ces discussions de la politique journalière par cette raison de Goëthe : « chanson politique, vilaine chanson. » Ma brochure se borne exclusivement à une série d'observations qui ne se distinguent pas par l'éloge, *si non è vero*, *è ben trovato*, mais par des faits vrais et tracés sans fard, sans voile, d'un peintre passionné pour son art, et qui, par la fidélité de ses pinceaux, se dit à lui-même : *Anch' io sono pittore.*

Avant de faire le tableau de la malheureuse famille qui forme le sujet de mon épisode dramatique, et avant de faire mention de mes impressions italiennes, je désire en finir avec quelques observations et parler d'abord des remèdes spéciaux dont l'usage à Paris est aussi répandu qu'à Londres. Il est peu de médecins qui n'aient été tentés, dans leur pratique, d'employer au moins une fois l'une ou l'autre de ces merveilleuses spécialités décrites dans les journaux avec de si pompeux éloges. — Depuis peu de temps aussi j'ai pris lecture de différentes brochures ne renfermant autre chose que les signatures d'autorités médicales qui rendent justice dans les termes les plus chaleureux à l'efficacité de la médication d'un de ces remèdes dont je rendrai compte plus bas. — Quoi qu'il en soit, ce ne sont nullement ces opuscules qui ont attiré mon attention sur ce spécifique, mais plutôt la maladie rebelle jointe à la plus désolante misère d'une pauvre famille déjà éprouvée par tous les traitements que la médecine peut fournir dans de pareilles circonstances. Quand on aura lu l'histoire de la hideuse maladie dont le récit frappera, j'en suis convaincu, non-seulement les lecteurs savants, mais encore toute personne ayant l'occasion de lire les détails de cette dévastation pathologique, on en connaîtra la conclusion.

Finalement je dirais encore bien qu'il n'entre pas dans mes principes d'employer habituellement aucun de ces remèdes exclusifs ou méthodes soit *homœopathiques*, hydrothérapeutiques, siphyliographiques, spirométriques ; soit électro-pathiques, électro-biologiques avec le concours du mesmérisme, du somnambulisme, etc., et bien que toutes mes facultés intellectuelles soient concentrées dans l'unique système de l'alléopathie basée sur l'empirisme rationnel et historique, méthode plus ancienne et aussi vaste que le Christianisme qui, comme lui, survivra à tous les moyens curatifs ; malgré cela, dis-je, il est certain qu'il se trouve dans tous ces remèdes et méthodes *exclusifs*, une efficacité que la thérapeutique explore souvent avec succès.

Pour ce qui concerne MM. les propriétaires ou inventeurs de spécifiques, je dirai qu'ils devraient, suivant moi, se dispenser de jeter les hauts cris contre les falsifications, altérations, contrefaçons et imitations de leurs priviléges et propriétés. Ces plaintes et réclames me font toujours penser à ces feuilletonistes qui ne veulent pas qu'on reproduise leurs monotones élucubrations. Laissez-les donc reproduire et falsifier ; soyez généreux et pensez qu'il est beau et utile d'imiter les choses vraiment bonnes ! Au reste, vous savez que la meilleure imitation ne peut jamais atteindre l'origine et le principe de votre composition, puisque tous ces contrefacteurs qui vous exploitent, loin de donner vos recettes pures, les soumettent au contraire à mille tortures et altérations et rendent seuls victimes les malades qui s'en servent ; on peut d'ailleurs, par divers moyens, mettre des bornes à tous ces abus, en prenant, par exemple, la recommandation de M. le docteur Giraudeau de Saint-Gervais, qui prie tous les malades, médecins ou pharmaciens qui désirent employer son rob, de le prendre directement chez lui, où l'on est sûr de le payer moins cher et de l'avoir de meilleure qualité puisqu'on le reçoit préparé sous la surveillance scrupuleuse de cet homme d'honneur et de haute capacité.

Maintenant, laissons là ces messieurs, et entrons sous le portique de la souffrance et de la misère.

Ici, je m'arrête pour parler de mes impressions recueillies au delà de la Péninsule : Hongrois de naissance et touriste passionné, je n'habite la capitale que depuis deux ans à peine; c'est en décembre 1854 que j'entrepris mon pèlerinage d'exilé volontaire pour me fixer à Paris, je venais d'Italie. L'*omnia mea* que j'apportais consistait en un corps épuisé de fatigues et dans une âme brisée de douleurs et d'ennuis, triste souvenir des contrées que j'avais parcourues pendant deux ans pour faire un ouvrage sur les établissements scientifiques et les hôpitaux qui ont, pour la plupart, l'air d'être de misérables maisons plutôt que des hospices, ouvrage dont j'avais déjà publié à Milan un *specimen*, pendant mon séjour à l'université de Pavie. Ces hospices sont dans un état déplorable. J'en excepte toutefois ceux de Lombardie et de la Toscane, l'université de Padoue, celles de Pavie, de Pise, de Lucques, de Florence, qui comptent dans leur sein des célébrités que le monde scientifique nomme avec vénération. Ces villes possèdent certainement des établissements qui égalent ceux de France, d'Angleterre, d'Allemagne, de Russie, de Belgique, de Hollande et de Suisse. Les hommes vraiment capables de Sicile sont dispersés comme des proscrits dans toutes les parties du monde. Naples qui ne m'a pas assez enchanté pour pouvoir dire : *Vedere Napoli e poi mori*, Naples, dis-je, a des institutions, des capacités scientifiques qui auraient du mérite si leur administration n'était pas si mal dirigée. L'école Sarde n'a rien qui mérite d'être mentionné; surtout la petite maison de Turin, et l'état administratif du grand hôpital de Gènes m'auraient laissé le souvenir le plus triste si la louable direction et l'hygiène du vaste établissement des aliénés ne m'avaient pas un peu dédommagé. C'est dans les États Pontificaux, surtout à Rome, que j'ai trouvé ces institutions les plus arriérées et les plus négligées. En commençant ce petit ouvrage je voulais parler plus clairement de la négligence dont souffrent ces établissements scientifiques italiens, relativement à leur mauvaise administration. Cependant ces établissements sont dotés très-largement par les legs privés faits par des compatriotes généreux, dont les statues ou les bustes éternisent la mémoire au foyer même de ces hôpitaux si mal tenus. Mais quand j'ai lu les noms que le *Moniteur universel* donne de toutes ces notabilités qui avaient passé quelques semaines au palais de Compiègne, j'ai cru devoir m'abstenir d'en parler, attendu le profond respect que j'ai pour Sa Majesté Impériale autour de laquelle se groupent mille et mille esprits indépendants qui trouvent accueil et appui en France. Grâce à Dieu, m'étais-je dit, lorsque j'arrivai à Paris, plein du mémorable souvenir de cette époque à laquelle j'entrepris mon voyage scientifique autour de l'Europe, grâce à Dieu, je vais donc passer un an dans cette grande capitale et fréquenter avec zèle et dévouement les instituts de théorie et de pratique de ces hommes qui ont perfectionné l'école de la chirurgie, école suivie par tous les praticiens de l'univers et dont les noms sont connus même dans la chaumière du plus ignorant !

Hélas ! la mort inexorable nous a enlevé trop tôt plusieurs d'entre eux, dont l'esprit du reste ne meurt jamais ; par leurs chefs-d'œuvre ils vivront toujours pour nous dans un éternel souvenir. Et si Dieu a voulu que le voile du deuil ne soit jamais enlevé de ces bâtiments où Dupuyren, Lisfranc, Blandin, Roux, Vidal, Orfila, Magendie, ont enseigné, il faut prier Dieu pour qu'il conserve encore longtemps un Velpeau, dont les mots sont de véritables paroles prophétiques, un Malgaigne, un Dubois, un Andral, un Piorry, un Jobert de Lamballe, un Trousseau, un Nélaton, un Ricord, un Civiale, un Chomel, un Claude Bernard, un Chassaignac, un Demarquay, un Guersent, un Gibert, un Caudmont et tant d'autres hommes illustres de la Faculté de médecine et des sciences, des arts et belles-lettres dont la France s'honore à si juste titre et que j'étais si fier et si heureux d'avoir pu connaître. Ici, je suis libre, me suis-je dit, libre comme l'air que je respire. Et je me sentis presque enivré de joie en entendant parler français comme si j'eusse entendu parler l'idiome de mon pays, et au moment où j'écris ces lignes, la France est devenue pour mon cœur une Hongrie Française.

Qu'allais-je faire cependant sans connaissances, sans protections ? Il est vrai que j'avais apporté beaucoup de courage, de force morale, de bonne volonté et de croyance. — Tout le monde vit à Paris ; Paris ne connaît ni patrie, ni corporation, ni monopole dans les sciences proprement dites ; mais ces sentiments s'évanouirent quand je pensai qu'on s'adresse rarement aux hommes obscurs, mais aux praticiens les plus renommés. Mais puisant dans la conviction de mon faible talent un certain degré de confiance, je m'encourageai et je tentai de me faire connaître. C'est ainsi que le hasard qui a toujours été ma providence, me conduisit un jour dans un de ces tristes quartiers de la capitale où ceux qui les habitent n'ont aucune idée de la richesse, de la mode, du luxe, des plaisirs et du bien-être qui règnent à quelques pas d'eux. — C'était un de ces quartiers où le travail et l'application se donnent rendez-vous, ainsi que la croyance en ce Dieu dont le sang a coulé pour le Christianisme.

Première visite.

Il était onze heures du soir lors que je passais dans une rue boueuse et assez solitaire. Tout y était tranquille, le brave ouvrier s'était retiré, à cette heure, dans son simple foyer, pour se délasser d'un travail pénible, lorsque tout à coup, j'entendis des cris déchirants qui sortaient d'une maison de mauvaise apparence ; cris dont le son était singulièrement bizarre. Étonné, je m'arrêtai malgré l'intensité du froid. Curieux comme un Parisien, je voulus en connaître le sujet et je m'adressai pour cela à une femme misérablement vêtue qui sortait de la maison. Cette femme me répondit poliment que c'était un malheureux qui souffrait depuis bien longtemps et dont les cris étaient déjà si connus dans le quartier qu'ils n'effrayaient plus personne. — Est-ce qu'il n'a pas de médecin? lui demandai-je. — Non ; il en a eu plusieurs et a déjà été bien des fois à l'hôpital, mais il n'en est toujours sorti qu'à moitié guéri. — Est-il seul? — Hélas! non, il a une femme et un enfant aussi malades que lui. Ma curiosité fut alors tellement excitée que je ne pus résister à l'envie de voir ce malade. Je priai donc cette femme de me conduire en qualité de médecin auprès de cette malheureuse famille. — Vous pouvez être assurée, ajoutai-je, que je n'exigerai jamais la moindre rétribution, bien au contraire. Le cachet de mon accent étranger, accent auquel un Français ne se trompe jamais et qui leur inspire estime et confiance, — mon accent, dis-je, engagea cette femme à me servir de guide. — Je vais en avant, dit-elle, vous verrez que l'escalier est aussi obscur que malpropre. — Allez toujours, madame ; le trou d'un vieil habit est souvent plus respectable que la tache d'un neuf. — Et nous montâmes au sixième. En me trouvant à la porte de la mansarde, je fus forcé de me courber en S romain pour pouvoir entrer. Lecteur! ma plume est incapable d'exprimer les premières impressions que j'éprouvai en me trouvant ainsi face à face avec ce groupe de malades qui avait littéralement le hideux aspect du crétinisme tel que je l'avais observé dans le Bas-Valais. Après avoir surmonté la première émotion, j'examinai attentivement d'abord l'homme qui, à ma vue, avait cessé ses cris. En m'approchant de lui, je vis que son corps, presque moitié nu et enveloppé dans de vieux et sales chiffons, ressemblait à celui de ce pauvre mendiant, le Lazare dont le chien venait lécher les ulcères pourris. En me tournant vers la femme, je ne vis qu'un cadavre vivant qui avait l'aspect d'un cataleptique, la face allongée et les yeux profondément renfermés dans leur orbite, aspect de la mort appelé *facies hippocratique.*

C'était un spectacle navrant de voir cette créature lutter contre une agonie physique et un grand anéantissement qui la paralysaient tellement qu'elle voyait et entendait; mais restait muette, sans sensibilité et immobile dans ses douleurs.

En visitant l'enfant couché à côté de cette pauvre victime, je le trouvai couvert de boutons et amaigri jusqu'aux os; il tenait dans sa bouche, pleine de plaques syphilitiques, une mamelle crevassée dont le sein était absorbé jusqu'au muscle pectoral qui ne laissait que son enveloppe cutanée. L'air qui régnait dans ce galetas était tellement vicié par les émanations des malades que l'efficacité du filtre à air de M. Stenhouse de Londres eût échoué pour le désinfecter. Je respirai donc ce gaz ammoniacal composé des matières purulentes de ces malades, avec le calme du médecin dont les nerfs de l'odorat et du goût doivent être blasés pour ne pas sentir toutes les odeurs qu'il est exposé à rencontrer près du lit des malades qui lui en savent à peine gré. Au reste, j'avais bien respiré dans l'établissement des aliénés à Rome un gaz plus délétère.

Rome, siége du Souverain-Pontife Pie IX, dont le souvenir restera à jamais mémorable dans le monde entier, à cause de la magnanimité qu'il a su montrer en 1848; tant par ses idées libérales et les améliorations dont les bienfaits ont été connus partout avec la rapidité du fluide électrique, que par les heureuses réformes administratives qu'il a introduites dans toute l'étendue de son vaste état ecclésiastique.

On a vu alors à l'étonnement de l'Europe s'accomplir le proverbe qui dit : que si un général peut commander des armées, la voix puissante du chef suprême de l'Église chrétienne est capable également de commander à des peuples.

Hélas ! tout a disparu comme un rêve, des changements très-désavantageux ont glissé de toutes parts et sont venus effacer les bonnes intentions de Sa Sainteté.

Mais nous sommes heureux d'apprendre, d'après ce que nous avons entendu, que lorsque le Souverain-Pontife a été instruit de ces méfaits, il a ordonné une rigoureuse révision générale de toutes les branches administratives de son État, tellement que nous sommes à la veille d'une réorganisation des plus favorables de l'État pontifical, de sorte que Rome ce sol classique marchera sur les traces de ses devanciers.

Et ne voyons-nous pas déjà le commencement de ce progrès heureux et régulier dans l'État ecclésiastique par l'approbation et la consécration solennelle du chemin de fer de Civita-Vecchia à Rome ? Certes que oui.

Espérons aussi que le secrétaire d'Etat pontifical, monseigneur le cardinal Antonelli, le bras droit de Sa Sainteté, facilitera ce grand travail avec tout le génie qui le distingue, rien ne manquera alors à la prospérité du siége de *San Pietro*.

Maintenant je retourne chez mes malades. — L'homme assis sur un mauvais grabat jeté sur une planche ne voulait pas se laisser toucher, il allongeait les mains jusqu'aux tibias en les comprimant comme s'il eût voulu supprimer les douleurs nocturnes qui rongent et perforent jusqu'à la moelle des os; caractère si propre à ces maladies syphilitiques quand elles deviennent constitutionnelles tertiaires. Le malade avait l'air féroce et se démenait comme un fou, tantôt s'élançant vers ses béquilles placées à côté de son lit, tantôt voulant boire immodérément dans un verre malpropre. Car hélas! la propreté ne se rencontrait pas dans cette demeure enfumée où le jour pénétrait à peine par une étroite lucarne et où le soleil ne venait jamais réchauffer ces trois corps glacés et accablés de souffrances.

Je reconnaissais très-bien la nature des ravages que cette maladie avait occasionnés, ainsi que les moyens de la combattre à coup sûr, si ces malheureux n'avaient pas été dénués de toutes les choses les plus nécessaires à la vie.

Pourquoi, me suis-je dit en voyant cette misère, pourquoi n'ai-je pas plutôt rencontré un de ces malades hystériques et mélancoliques comme nous en rencontrons dans toutes les grandes villes, mais principalement à Paris, dans toutes les classes de la société? Là il aurait été facile de guérir. J'aurais recommandé des distractions; d'aller se faire magnétiser par mon compatriote le comte Zapary, ou d'aller aux concerts Musard dont les compositions sont de véritables analeptiques pour les malades nerveux. J'aurais conseillé de prendre des leçons de natation ou la gymnastique hygiénique, par M. Roux, ou des leçons d'escrime par le père Laribaud, ou des leçons d'équitation à la manière de Baucher, enfin tout ce qui peut détruire ou détourner la contention de l'esprit dont les conséquences sont souvent si funestes.

Mais chez mes pauvres malheureux que j'avais sous les yeux, il leur fallait avant tout une nourriture substantielle à la manière anglaise pour que ces corps décrépis regagnassent assez de force pour lutter avec avantage contre le mal invétéré qui avait desséché ces trois créatures et complétement paralysé les forces vitales des deux premiers.

Où prendre le moyen de leur procurer cette nourriture ? Où prendre les vêtements chauds et le peu de meubles indispensables à ces pauvres gens qui étaient privés de tout ? Ce que je possédais, je l'avais volontairement mis à leur disposition pour suffire à leurs premiers besoins. Avant tout j'envoyai chercher du bois et du charbon pour chauffer leur réduit aussi glacé que les hôpitaux des principales parties de l'Italie, qui n'ont jamais de feu en hiver et où le malade tressaille de froid, quoique enveloppé dans des couvertures grossières.

A Turin, par exemple, je me rappelle avoir eu l'occasion d'observer une grande économie administrative et gouvernementale. C'était un établissement dont le rez-de-chaussée formait une prison correctionnelle, et le premier un hôpital pour les maladies vénériennes des femmes, dirigé par le syphiliographe fanatique, le docteur Spira, où les malades frémissaient de froid quand l'heure du pansement arrivait, car il ne faut pas croire que *il cielo dell' Italia* soit toujours si doux, si bleu, comme les idéologes le dépeignent.

Après que la chambre de mes malades fut chauffée,

je leur procurai quelque peu de bouillon pour les soutenir. Pendant que l'homme faisait disparaître rapidement les aliments qui lui étaient offerts, la femme pouvait à peine en avaler quelques cuillerées, et lorsque ses organes déglutinaires furent un peu humectés et l'estomac réchauffé, elle leva les paupières et nous pûmes voir ses yeux presque éteints. Après avoir ordonné à l'homme une tisane dépurative, de l'onguent mercuriel opiacé pour lui frictionner les jambes et quelques poudres de Dower diaphorétiques et calmantes, surtout avec l'aconit et le calomel pour supprimer le paroxysme de ses douleurs, je le quittai très-fatigué pour revenir le lendemain. Il était deux heures après minuit quand je rentrai chez moi. Mon esprit était agité, l'existence de la dégradation physique et morale de ces êtres souffrants faisait battre fortement mon pouls. Le sommeil fuyait mes paupières et la tension de mes nerfs se concentrait dans la seule réflexion de savoir comment je pourrais guérir ces malades. Est-ce que Paris, me dis-je, ce centre de l'intelligence, ne pourra pas me fournir les moyens d'arriver à mon but ? Oui, certes, je dois trouver ces moyens : autrement Paris ne serait pas le modèle du perfectionnement de l'espèce humaine, qui apprend à l'homme son rôle individuel et la part qu'il doit prendre dans l'économie sociale, en éclairant son esprit qui se soumet si facilement à l'impulsion de son cœur ; et ce fut sous l'impression de ces divers sentiments que je m'endormis jusqu'au lendemain.

Il est dix heures du matin, on sonne à ma porte, et l'on me remet la *France médicale*, supérieurement bien rédigée par le docteur Félix Roubaud, écrivain distingué, qui avait fait dans ces derniers temps une perte regrettable pour son journal en se séparant du docteur Marchal de Calvi, dont les articles étaient empreints d'une ingénieuse indépendance d'esprit et d'une généralité de savoir fort remarquable. Je jetai un rapide coup d'œil sur le sommaire qui ne contenait rien d'important pour la semaine, et mes regards tombèrent sur les petites affiches. En fixant mon attention sur le Rob Boyveau Laffecteur dont la réputation est aussi ancienne que la renommée de son propriétaire, un sentiment bizarre s'empara de moi lorsque je lus toutes ces louanges données à ses vertus médicales. Toutes ces préconisations ne me touchèrent pas tant que l'élément actif et énergique comme moyen dépuratif et anti-siphylitique que lui attribuent l'ancienne Société royale de médecine de Paris, le Ministre de la guerre, celui de la guerre en Belgique, et celui de Russie, ainsi qu'un grand nombre de nos honorables confrères en France et de toutes les latitudes du globe, dont leurs malades en consomment une immense quantité par an ; et qui le disent excellent, et comme un des meilleurs remèdes entre tous les anti-syphilitiques, anti-goutteux, anti-scrofuleux, anti-nerveux, et contre une foule de maladies que je ne pourrais nullement énumérer ici. Mais son efficacité la plus intense est généralisée dans les maladies vénériennes. Je défie tous ceux qui ont pleine confiance dans les noms que je viens de citer, de n'avoir pas été tentés eux-mêmes d'expérimenter un remède dont le nom, inscrit au manuel *Hygiénique de Santé,* au *Guide Pratique*, passe de bouche en bouche, de pharmacie en pharmacie, de journal en journal, jusqu'aux chants d'un Barthélemy ; certes il n'appartenait pas à un médecin intrépide, en présence du danger, de s'endormir dans l'indifférence et de manquer d'énergie, d'autant plus que, dans un cas aussi désespéré, on avait même fait l'application du fer rouge, moyen le plus rude et le plus brutal qui a déjà fait pour le moins autant de victimes que le fanatisme du chloroforme. Je n'avais donc rien à craindre si mon expérience ne réussissait pas d'emblée. Du reste, qu'importait à mes pauvres malades syphilitiques par quel moyen curatif ils seraient traités ? Il s'agissait de les guérir à tout prix, voilà ce à quoi j'avisai d'abord. Je fis une collection d'habits, de linge et d'argent chez mes quelques amis dont je connaissais le cœur sensible, surtout en ce qui touche le malheur. Je m'adressai d'abord au meilleur et au plus généreux de mes amis, M. Mancel de Valdouer, et à son épouse, musicienne d'un talent hors ligne, à mon compatriote le docteur Gruby, médecin savant par excellence, à MM. les pharmaciens Hoffmann, 68, rue de la Chaussée d'Antin, Dutil, 74, rue de Provence, ainsi qu'à M. Luer dont le célèbre atelier d'instruments de chirurgie exporte ses produits jusqu'aux extrémités du globe.

Deuxième visite.

Je pris une voiture pour transporter ce que mes collectes m'avaient fourni, en vêtements et en argent pour courir voir mes malades dont les corps grelottaient et dont le pauvre estomac criait famine.

La bonne petite femme qui m'avait accompagné lors de mon entrée dans la maison, fut toute joyeuse de me voir arriver, surtout après lui avoir montré ce que j'apportais. Ainsi disposé, nous montâmes chez nos protégés qui m'attendaient avec anxiété, craignant déjà que je ne vinsse pas. Je les rassurai complétement en leur prouvant que, loin de les avoir oubliés, je m'étais, au contraire, beaucoup occupé d'eux. Nous allons d'abord, dis-je, changer l'air nuaséabond de votre chambre.

Les deux mauvais grabats, couverts de vermine, qui formaient tout l'ameublement, furent jetés dehors ainsi que tous les chiffons qui furent trouvés dans les coins. On les remplaça par des ustensiles qui furent presque donnés gratuitement. La brave voisine avec son mari avait transporté chez elle les trois malades pour qu'ils ne souffrissent pas de ce nettoyage. Lorsque la chambre fut bien désinfectée et chauffée, on ramena les malades proprement habillés dans leur demeure.

L'homme dont l'aspect hideux avait disparu avait pris l'aspect d'un malade proprement mis.

La pauvre mère à la face cadavérique et son enfant qui, au lieu du lait pur du sein maternel, suçait une purulente sécrétion, se changea en un groupe poétique ; tournant ses regards vers le ciel et pressant son enfant sur son cœur avec l'amour sacré du bonne mère, l'infortunée paraissait lutter contre la mort qui voulait lui ravir le seul survivant de cinq fils. Ce tableau m'avait profondément ému et me fit penser à une poésie de cet immortel esprit, Mme Émile de Girardin :

C'est le jour où Marie
Enfanta le Sauveur,

C'est le jour où je prie
Avec plus de ferveur ;
D'un long chagrin mon âme
Ce jour-là se défend,
O Vierge, je suis femme
Et je n'ai point d'enfant !

Après avoir recommandé la plus grande propreté à la garde que j'avais mise auprès d'eux, je pris congé des malades emportant avec moi les bénédictions qu'ils m'adressaient.

Maintenant, il ne me restait plus qu'à réfléchir au moyen de voir M. Giraudeau et de lui exposer ma demande, savoir : qu'il me donnât gratis le Rob nécessaire à mes malades.

La générosité bien connue du docteur Giraudeau, le dévouement, le zèle empressé qu'il met à seconder les médecins pour constater l'efficacité de son remède, reconnu comme un des meilleurs dépuratifs, durent faciliter ma démarche auprès de lui. J'attendis encore deux jours pour me consulter avec plusieurs de mes confrères distingués qui font de ce remède un usage constant depuis dix ans. Bibliographiquement, disent-ils, le Rob Laffecteur est le plus ancien de tout ce qui a été employé depuis un siècle comme le plus dépuratif. Les propriétés physiques, chimiques et thérapeutiques de ce remède purement végétal le rendent efficace dans les maladies vénériennes de tout genre, et il l'emporte sur toutes les autres médications employées jusqu'à ce jour.

Sous ces auspices, je me présentai chez le propriétaire de ce Rob,

Le docteur Giraudeau de Saint-Gervais.

Il était midi et demi lorsque j'entrai dans une maison ayant toute l'apparence d'un hôtel, je montai deux étages et me trouvai dans une antichambre dont les murs, couverts de médaillons, d'armoiries et de bustes antiques, ressemblaient vraiment à une salle de musée, lorsqu'un homme de manières distinguées et ne ressemblant nullement au classique valet orné de son plumeau sous le bras et de son tablier relevé à angle, se présente et me demande si je veux parler au docteur Giraudeau ; sur ma réponse affirmative, il m'ouvre la porte à deux battants d'un salon où l'art uni à la science et au bon goût vous dédommage du temps qu'il vous faut attendre : je me préoccupai moins cependant de tout ce comfort que du docteur Giraudeau lui-même qui, selon moi, devait être un véritable gentleman par la distinction de tout ce qui l'entourait ; aux allées et venues de l'homme qui m'avait ouvert la porte du salon, je pensai involontairement à ces jockeys que l'on rencontre surtout dans ces ravissants rendez-vous parisiens du pré Catelan, montés sur un bel étalon anglais, tandis que leurs maîtres galopent sur de modestes bêtes.

Tout entier livré à ces réflexions bizarres, c'est à peine si j'avais remarqué la présence près de moi de deux dames attendant aussi leur tour d'introduction. Tout à coup la porte s'ouvre, une dame ne fait qu'apparaître, mais non pas sans laisser voir des traits de la plus pure distinction, et un extérieur des plus nobles, en même temps des plus modestes ; aussitôt mes deux voisines de se retourner, de chuchoter en se disant : Vous la reconnaissez, n'est-ce pas? quel talent ! ces tableaux que vous voyez là sont d'elle, remarquez quel coloris, quelle finesse d'esquisse, quelle expression dans les traits ! Ces deux dames, qu'il ne me fut pas difficile de reconnaître comme bons juges, entrèrent dans le cabinet du docteur, et je restai seul. Je demandai vivement à mon introducteur de qui étaient ces peintures, et j'appris qu'elles étaient de la maîtresse de la maison ; des gravures exquises, des albums tout nouveaux, les œuvres d'un Lamartine, d'un Béranger, d'un Brillat-Savarin, d'un Richerand, d'un Edmond Texier, d'un Alfred Musset, d'un Albéric Second, tout cela épars négligemment sur la table ; j'y jetai les yeux, j'y trouvai aussi deux grands volumes manuscrits ayant pour titre : *Atlas historique universel de l'antiquité* ; je ne fus pas peu étonné de les voir signés du nom de l'auteur des tableaux que je venais d'admirer. M. Giraudeau entra, et après un salut modeste : Monsieur, lui dis-je, je désire faire un essai de votre Rob dans un cas de maladie syphilitique désespéré. — Je ne demande pas mieux, me fut-il répondu. — Mais il n'y aura aucun bénéfice pour vous ni pour moi. — Comment cela? demanda le docteur en souriant. Je lui rapportai ce qui s'était passé chez mon malade, histoire dont mes lecteurs sont au courant. M. Giraudeau n'hésita pas un instant à avoir confiance en mes paroles et mit généreusement à ma disposition, sans aucune réserve, les bouteilles nécessaires de son médicament.

Je m'entretins quelques moments et pris congé de lui

en m'applaudissant d'avoir rencontré sur ma route un homme honorable de plus.

Troisième visite chez mes malades et premier traitement par le Rob Boiveau-Laffecteur.

Le premier coup d'œil que je jetai sur mes malades me persuada que la femme était un peu moins souffrante, et lui ayant adressé la parole, elle me répondit d'une voix faible et rauque propre à ces maladies de phthisiques au dernier degré. L'homme me parla en ricanant d'une manière si insouciante qu'il ressemblait à un idiot, me demandant s'il ne pouvait pas boire un peu de vin, boisson dont je lui avais interdit l'usage.

Je le réprimandai fortement : Si vous n'eussiez pas abusé de cette boisson, ajoutai-je, votre maladie n'aurait sans doute pas fait tant de ravages ; votre front, votre nez et toute votre figure ne porteraient pas ces traces cuivrées telles qu'on les voit. Le pauvre malheureux m'avait écouté avec une grande attention. Je lui ordonnai de prendre du lait, et pour boisson générale la tisane qu'il prenait déjà et le sirop que j'avais apporté. J'entamai la première bouteille du Rob Boyveau-Laffecteur, dont trois cuillerées à bouche furent données à l'homme, deux à la femme dans une tisane dépurative. A la première cuillerée, je lui vis faire un geste significatif qui pouvait se traduire par cette pensée de Shakspeare : *Throw physic to the Dogs I' ll have none on't.*

J'administrai à l'enfant, qui avait onze mois et demi et ne voulait rien prendre, deux cuillerées de sirop dans lequel je trempai un petit pinceau pour toucher les plaques qu'il avait dans la bouche. La même opération fut commandée pour le soir à la garde, et je me réjouis de nouveau lorsque je leur donnai à manger; la même ordonnance concernant le sirop devait être répétée. Si l'homme commençait à avoir une forte crise de ses douleurs nocturnes, j'ordonnai de lui donner deux cuillerées de plus du sirop dans une tasse de thé. Tout autre remède fut expressément défendu.

Pour ce qui concerne le régime de mes malades, comme ils n'avaient point de fièvre, je leur ordonnai de prendre trois fois par jour du lait, du bouillon, du pain blanc et de respirer un air frais, car ils étaient extrêmement faibles.

C'était là la méthode des anciens : « *Purificatio veteris, regeneratio novi.* » L'homme devait prendre, de plus, un morceau de rôti et des pruneaux.

Le sirop fut administré dans une tasse de tisane dépurative. On remarquera que ce ne fut qu'au commencement de la maladie que je suivis la dose généralement indiquée; car tout médecin sait que ce n'est pas l'âge du malade qui est la chose principale dans un traitement, mais aussi les habitudes, les occupations, le caractère idiosincrasique du malade et le climat du pays qu'il habite. Il était bien temps de m'en aller, lorsque mes pauvres protégés étendirent les bras vers moi et me prièrent de rester encore un peu chez eux. Pour la première fois, je vis des larmes mouiller les paupières de la pauvre femme.

J'obtempérai donc volontairement au désir de mes malades, dont l'aspect repoussant s'était changé en un tableau de famille digne du pinceau d'un Horace Vernet ou d'un Dupré, pour tracer cette image de Dieu avec toutes ses merveilleuses nuances de la nature. Là, ces hommes qui ont enrichi l'art de leur génie, n'auraient pas eu besoin d'inventer. Ici, la nature leur aurait livré tout ce que leur admirable pinceau eût pu désirer : philosophie historique, coloris, formes, genre, beauté, allégorie et idées spirituelles pour vivifier leurs couleurs.

En présence de ce tableau vivant de la réalité, le cheval de bataille d'un Scheffer, « le Christ consolant, entouré d'un groupe d'affligés, » restera en arrière. Ce n'est qu'une peinture Dantesque d'un Delacroix, qui seul atteint la vérité de la nature ; car c'est la nature seule qui touche le cœur, pendant que l'art ne se fait qu'admirer.

Quatrième visite.

Aujourd'hui, je vois la physionomie de la femme changée ; elle me paraît avoir éprouvé de grandes douleurs. Je m'informai si elle souffrait beaucoup. Elle me répondit affirmativement. Je cherchai à relever son courage ; elle m'interrompit et m'assura qu'elle ne s'était pas laissé abattre par tant d'épreuves, ajoutant, avec un frémissement de lèvres : « Si vous saviez, Docteur, ce qui m'accable, vous reculeriez en frémissant d'horreur et vous comprendriez combien je ploie sous le poids de l'angoisse qui me brise. » Malgré l'inquiétude où ce langage me jeta, je ne voulus pas la visiter ce jour-là, car j'étais trop fatigué ; seulement, je me suis simplement informé si l'on administrait les médicaments avec exactitude. En partant, je recommandai à la garde de la visiter le soir, et, en cas qu'elle trouvât quelques excoriations, de les laver simplement avec de l'eau de savon tiède, et surtout de ne pas oublier de leur faire prendre, à midi et à trois heures, trois cuillerées à bouche du Rob.

Cinquième visite.

La petite dame, qui m'avait introduit la première fois chez mes malades, m'attendait déjà sur le haut de l'escalier; elle était impatiente de m'apprendre l'heureux changement qui s'opérait dans la mansarde.

Les malades m'attendaient aussi; ils avaient déjeuné et pris le sirop comme je l'avais ordonné. L'homme se plaignait de profondes douleurs osseuses. La femme avait passé une nuit sans sommeil et attendait impatiemment que je la visitasse. En la découvrant, la garde me fit des signes lamentables avec les mains. Je m'attendis donc à voir quelque chose d'extraordinaire. En effet, je n'ai jamais rencontré, dans mes longs voyages scientifiques, un cas aussi désespéré. L'impression que j'éprouvai n'échappa pas à la malheureuse victime. « N'est-ce pas, Docteur, me dit-elle, je n'ai rien exagéré lorsque je vous disais que mon état vous ferait reculer d'horreur quand vous m'auriez bien examinée? » Si mes lecteurs me demandent ce qui avait pu m'épouvanter ainsi, je leur répondrai que c'était une complète dévastation de tous les organes génitaux, qui ne présentaient plus qu'une hideuse ulcération jusqu'au col de la matrice, qui sécrétait un pus pestilentiel strié de sang. De l'urètre, on ne remarquait que la place où il devait exister. Les jambes étaient pleines de taches syphilitiques, et chacune des régions inguinales présentait deux engorgements de la grosseur d'un œuf de poule. En examinant le palatin et le larynx, je le trouvai chancreux et d'une tuméfaction qui menaçait de suffoquer la malade. Il découlait, en outre, du nez une abondante sécrétion de même nature que celle venant des parties génitales. L'œil gauche était affaibli jusqu'à l'ambliopie, et la pupille de l'œil droit présentait une kératite syphilitique. Et c'est dans cet état, qui durait miraculeusement depuis un an et demi, que cette malheureuse avait donné le jour à la pauvre victime qu'elle tenait. Après cette exploration minutieuse, je l'ai laissée bien lavée et couverte. En examinant attentivement l'enfant, du sexe féminin, je n'ai rien trouvé d'anormal sur les organes génitaux. On croira peut-être que j'aurais dû être accablé par un coup si imprévu? Point du tout; la tristesse que j'ai éprouvée d'abord, se changea en certitude complète de leur guérison; et, malgré l'épée de Damoclès suspendue sur la tête de cette malheureuse famille, j'acquis l'espérance de pouvoir atteindre le mal dans son principe et de pouvoir le déraciner complétement. Encouragé de ces deux sentiments, je quittai mes malades, prescrivant une double dose du Rob pour midi et le soir.

Sixième visite.

L'homme avait passé une nuit de tortures ; et, malgré l'intensité de ses souffrances, il s'efforça, comme il le dit, d'étouffer ses cris pour ne pas réveiller sa femme. Le pauvre patient avait surtout éprouvé une si grande céphalalgie, qu'il en était presque tombé en délire. « Patience, lui dis-je, reprenez courage, même si vos douleurs augmentent ; sachez-le bien, le jour de votre délivrance ne tardera pas à venir. — Que Dieu vous entende, cher Docteur, mais je crains que cette délivrance ne soit qu'un deuil pour notre famille. »

La femme ne se plaignait que d'une grande faiblesse occasionnée par la perte considérable de cette sécrétion qui découlait continuellement du vagin. La malade croyait fermement que cette faiblesse la détruirait, et cette pensée la tourmentait sans cesse. Je l'assurai du contraire. En partant, j'ordonnai de la panser avec une solution de chlorure d'oxyde de sodium, mêlée avec de l'eau tiède, pour la désinfecter et la débarrasser de cette funeste sécrétion qui menaçait sa vie.

L'enfant commençait à s'habituer au sirop ; on lui en

administrait, trois fois par jour, deux cuillerées à café dans une tasse de tisane de pensée sauvage.

Septième visite.

Mes deux malades avaient l'air joyeux, leur teint commençait à s'éclaircir, ils revenaient à l'espoir. « Vous commencez donc à avoir confiance dans votre amélioration, mes braves ? » leur dis-je en les voyant prendre leur déjeuner avec appétit. La réponse exprimait leur bonheur. Comme je voulais m'en aller, la garde m'annonça que la cinquième bouteille de Rob était consommée. « Il faut entamer la sixième, » lui dis-je. En m'en allant, je vis l'homme qui voulait me dire quelque chose, lorsqu'alors je l'interrogeai. Il se hasarda de renouveler la demande de boire un peu de vin. « Qu'il est insupportable cet homme avec son vin ! » répliqua la femme. Pour moi, je jugeai tout autrement ; car je sais combien l'instinct des malades est une indication diagnostique qui peut amener un effet salutaire. Aussi je lui ai envoyé chercher un peu de vin de Bordeaux.

Le père, la mère et l'enfant prenaient exactement leur Rob et suivaient minutieusement le traitement prescrit.

Huitième visite.

Ce jour-là c'était la femme qui se plaignait des souffrances qu'elle avait éprouvées pendant la nuit. En la questionnant sur ce qui l'avait tourmentée, j'appris qu'elle éprouvait de fortes douleurs dans les entrailles et des élancements dans le vagin, des crampes dans les jambes et une faiblesse générale. Je lui reprochai doucement d'être restée si longtemps sans se faire visiter. C'était la pudeur qui l'avait retenue de dire ce qu'elle souffrait. Deux bains furent commandés; on coupa aussi le peu de cheveux qui leur restaient. Après m'être informé si le sirop était donné exactement et le régime observé, je communiquai à la femme qu'on allait sevrer son enfant, parce qu'il ne pouvait que souffrir en prenant une nourriture corrompue dans le sein de sa mère. Nous réussîmes parfaitement, car l'enfant trouvait le sirop et la nourriture que nous lui donnions de son goût. Cela nous fit espérer qu'il reprendrait des forces et que la santé ne tarderait pas à venir couronner notre œuvre. Sa nourriture consistait en six à huit cuillerées à café de sirop par jour et du laitage. On le mettait, tous les deux jours, dans un bain de Malte; nous touchions également, avec le pinceau trempé dans le sirop, les boutons douloureux qu'il avait dans la bouche.

Comme la mère avait la diarrhée, je diminuai la dose du sirop et je lui ordonnai une tisane dépurative.

Neuvième visite.

Les trois malades avaient passé une bonne nuit, l'action du bain avait été extrêmement salutaire. Je m'applaudis de m'être persuadé que la bonne nourriture était une condition indispensable, pour le commencement de mon traitement, et l'amélioration qui en résulta, me convainquit que le *pylore de l'estomac* n'est pas le siége des sentiments, comme le prétendent de célèbres nostalgistes.

Nous, médecins, croyons, au contraire, que le pylore de l'estomac est le commencement du système digestif, comme source primitive de toute l'assimilation, sanguinification, nutrition et sécrétion, qui, depuis longtemps, était desséché par le manque d'entretien, comme une terre sans culture.

Et, après avoir suivi ainsi ce régime stimulant pour obtenir une congestion suffisante, j'ai vu, en effet, un si grand changement de la maladie par le traitement du Rob, que cela frappa visiblement tous ceux qui ont vu mes malades dans leur état primitif. Mais, malgré cela, je ne me suis pas confié à cette amélioration prématurée du traitement.

Je continuai donc le traitement avec une prudente temporisation jusqu'à ce que je fusse persuadé d'avoir terrassé à coup sûr les parasites qui s'étaient si profondément enracinés dans le corps de ces malades. Un jour, l'homme se plaignit d'avoir eu la diarrhée toute la nuit. En examinant les matières évacuées, je remarquai, à mon étonnement, que cette sécrétion n'était qu'une sérosité bilieuse, comme suite de la complète neutralisation du virus syphilitique.

Quant à l'enfant, six semaines s'étaient écoulées pendant lesquelles les progrès du traitement furent tellement rapides, que je n'en voulus pas croire mes yeux.

Depuis trente et un jours qu'il était sevré et soumis au régime du lait, ainsi qu'au Rob, dont il prenait huit à dix cuillerées à café par jour, le changement était plus que sensible. Ce n'était plus cet air souffreteux et rachitique ; les rides de la figure, ainsi que celles du corps, commencèrent à se dissiper et le tissu cellulaire commençait de nouveau à matelasser le système cutané, qui reprenait ses fonctions normales. Ces croûtes laiteuses dans la figure, qui avaient pris le caractère général de la maladie, commençaient à se cicatriser et à dessécher la sécrétion corrosive que l'on éliminait par des lotions faites avec une décoction de pensée sauvage ; cette même décoction fut aussi administrée à l'intérieur avec le Rob. Les aphthes ulcérés et douloureux qui s'étaient développés sur les gencives , sur la langue, à la face intérieure des joues et sous le voile du palais, et que l'on avait humectés au moyen d'un pinceau avec le Rob, commençaient à disparaître ; les bains de Malte produisaient aussi une action remarquable sur le système cutané, tellement, qu'au bout d'un traitement de trois mois, cet enfant syphilitique et rachitique était entièrement guéri.

Il était doux de voir ce pauvre petit corps qui ressemblait à une végétation flétrie, s'épanouir et commencer à bégayer ses premières paroles.

Le père et la mère commençaient à se lever ; les douleurs nocturnes de l'homme ne revenaient plus qu'à de longs intervalles. Sa force physique gagnait de plus en plus. La souplesse de ses jambes revenait également. L'ankylose du genou céda de plus en plus , et l'on voyait , pour ainsi dire, disparaître atome par atome, les traces de cette maladie, dont j'avais poursuivi le traitement avec toute la persévérance qu'il demandait.

Il est à remarquer que le corps de l'homme, couvert d'ulcères lépreux, n'avait rien de dénaturé sur les parties génito-urinaires, ni dans la bouche, tandis que la femme n'avait que des taches syphilitiques, ainsi qu'un engorgement des veines cutanées sur les jambes; mais les organes génitaux présentaient une dévastation complète, comme nous l'avons déjà expliqué plus haut. Je répète ici que j'ai souvent modifié la dose du Rob suivant les circonstances des symptômes de la maladie, circonstances qui ne peuvent jamais être prévues. Il est donc essentiel de recommander à tous ceux qui suivent un traitement spécifique de prendre, de temps en temps, l'avis du médecin, qui ne peut être qu'un bon aide pour assurer l'effet d'un traitement, d'autant plus que le malade manifeste souvent un dégoût pour le remède le plus efficace et, ici, afin de ne pas fatiguer le lecteur par ces redites continuelles, je dirai qu'au bout de quatre mois de traitement, les ulcères qui couvraient le corps de l'homme étaient desséchés et on voyait à peine les traces de la maladie. Pour ce qui concerne la femme, nous avons vu que la fétide sécrétion qui obscurcissait presque ses yeux était résorbée, et que toutes les autres souffrances qui l'inquiétaient avaient disparu ; car la dégénération des parties génito-urinaires était rétablie, sauf la perte d'une partie des grandes et petites lèvres de la vulve, qui s'était oblitérée par une bienfaisante inflammation qui s'était formée. Tout l'intérieur des organes génitaux était cicatrisé, ainsi que la sécrétion nauséabonde qui avait embrassé toute la muqueuse de l'anus, jusqu'aux paupières, était supprimée. Ainsi, après avoir scrupuleusement suivi la marche de ces maladies, j'ai acquis, à ma grande surprise, la conviction que le Rob avait non-seulement complétement dissous l'engorgement le plus invétéré des tissus mésentériques, et rétabli l'équilibre entre la sécrétion et l'élimination du système glandulaire et lymphatique ; mais que ce remède avait aussi cicatrisé l'ulcère le plus hideux et le plus rebelle. Je puis donc dire consciencieusement que les propriétés du Rob sont aussi remarquables comme anti-syphilitiques, propriétés que la généralité des praticiens ne contestent pas, que dépuratif, aussi résolutif que siccatif et anti-putride. On peut dire aussi qu'il est très-onctueux, puisqu'il n'a pas altéré les poumons de mes malades, quoiqu'ils fussent tuberculeux. Et, finalement, d'après son odeur et sa saveur très-agréables, le Rob est facilement accepté par le malade le plus antipathique pour les médicaments.

Enfin, après l'emploi constant de cette panacée si puissante, pendant le laps de temps dont je viens de parler, soutenue par la tisane dépurative, de boisson d'une infusion de houblon mêlé avec quelques doigts de vin de Bordeaux, de bains de Malte, propreté, changement de linge et air frais autant que possible, ainsi qu'un régime tonique proportionné à l'appétit et aux forces digestives, mes malades étaient parfaitement guéris. Huit jours d'une heureuse convalescence s'étaient écoulés, lorsque j'annonçai à cette famille, échappée à la mort, sa complète guérison en leur promettant de la revoir encore une fois avant de prendre congé d'eux. En arrivant le lendemain je trouvai le père et la mère, qui tenait son enfant par la main, très-proprement vêtu. Je ne pourrai décrire la scène touchante qui se passa alors. Nous voilà donc bien rétablis, mes bonnes gens! leur dis-je avec une fierté intérieure inexprimable. — Oui! cher Docteur, nous le sommes, répondit la femme, et nous voyons que le Seigneur a voulu mettre fin à nos longs gémissements et tarir la source des pleurs qui ont arrosé notre couche. Grâce aussi à vos soins bienveillants, ainsi qu'à ce généreux bienfaiteur qui a bien voulu nous donner le remède si précieux sans le moindre intérêt; notre reconnaissance ne vous manquera jamais. Ému des paroles que venait de prononcer la femme, je remarquai que l'homme, tournant machinalement sa casquette entre ses doigts, comme quelqu'un qui s'apprête à exprimer un ardent désir, je l'ai donc prévenu en lui disant : Eh bien, monsieur Charles (c'était son petit ncm), est-ce que vous n'avez rien à me dire? — Pardon, monsieur, je voudrais savoir, avec la permission de M. le Docteur, de quel pays vous êtes? Souriant à cette singulière question, je n'hésitai pas à contenter son innocente curiosité. — Bah! fit mon convalescent, avec cet air d'une agréable surprise que j'ai rencontré, grâce à la dignité hongroise, chaque fois que dans mes voyages j'ai décliné ma nationalité, monsieur le Docteur est de ce pays-là, ajouta M. Charles; mais comment se fait-il que l'on n'entende presque plus parler de votre nation? Comme si la Hongrie n'avait pas une histoire qui inspire un profond respect à tous ceux qui la connaissent du point de vue de la vérité. Mon père, qui avait le bonheur de servir sous Bonaparte Ier Consul, dont nous adorerons à jamais les monuments qu'il nous a laissés, m'avait pourtant souvent parlé de la grande hospitalité de la Hongrie ainsi que du glorieux héroïsme de la nation et de la merveilleuse adresse courageuse de ses soldats qui avaient été plus d'une fois forcés de chasser les armes à la main, les barbares qui envahissaient audacieusement cette terre féconde ; les Hongrois ne se confiant qu'à leur Dieu, à leur unique force et à leur premier roi chrétien, saint Étienne qui introduisit le premier le christianisme en Hongrie. Étonné de ces paroles que cet homme avait chaleureusement exprimées, je ne voulais plus l'écouter de peur de trop exciter sa sensibilité à la suite de la maladie. En lui serrant la main, je quittai cette brave famille pensant ne plus la revoir.

Post-Scriptum.

Pour la conclusion de cette histoire, je dois ajouter une esquisse biographique sur les antécédents de l'homme qui m'a fourni le sujet de ce récit. Notre héros s'appelle Charles K..., âgé de 50 ans, d'une constitution lymphatique et d'un tempérament bilio-nerveux. Sa profession est celle de mécanicien, qui s'est changée plus tard en celle d'ivrogne. M. Ch. K.., qui, dans sa jeunesse, avait montré beaucoup d'habileté dans sa profession, avait à peine 17 ans lorsqu'il fut pour la première fois atteint d'une maladie contagieuse d'une telle véhémence que le fatal entraînement l'a presque conduit à l'*ultima ratio*, c'est-à-dire au suicide. Six mois étaient à peine expirés après la guérison de cette cruelle maladie, dont M. Charles K... échappa par miracle, qu'il décida de se marier avec une jeune femme de vingt ans, qui lui apportait un amour ardent et une jolie petite fortune. Après trois ans de mariage, la femme devint enceinte, lorsque la maladie de M. K..., son mari, qui n'était qu'à moitié guéri à cause des excès sexuels passionnés auxquels il s'était toujours adonné, se déclara de nouveau plus forte que jamais. Malgré sa pâleur et sa faiblesse extrême qui trahissaient son secret, il s'obstinait à ne point le dévoiler.

C'est ainsi qu'à 43 ans, il communiqua à sa femme ce hideux mal vénérien qui n'était qu'assoupi, et sa femme le communiqua à l'innocente créature qu'elle portait dans son sein. Aussi, au bout de neuf mois elle donna le jour à un enfant qui portait des traces suspectes sur le corps ainsi qu'une ophtalmo-blennorrhée qui inspirait le même effroi à l'accoucheur et à la mère. Après les couches, le chirurgien soumit la femme ainsi que son mari à des investigations rigoureuses, il les trouva complétement infectés. L'enfant, dans l'état le plus pitoyable, périt dans la première période de la dentition. Le père et la mère furent soumis à un traitement et parfaitement guéris. Mais celui-ci qui commençait à boire garda quelques germes de sa maladie. Après que la femme fut devenue quatre fois enceinte, et après avoir donné le jour à quatre enfants qui moururent tous dans les premiers douze mois, le cinquième est né dans l'état pitoyable que nous avons décrit. La femme, qui était dans une situation déplorable, devint presque folle et son âme se plongea dans la tristesse la plus profonde, tandis que l'homme s'abandonna complétement à la boisson. Lorsque ce malheureux avait quelques jours d'intermittence, où il mettait un frein à sa passion, on se faisait un plaisir de causer avec lui et de l'encourager à persévérer dans la bonne voie. Il versait des larmes en écoutant ces sages conseils, mais il n'avait pas la force de les suivre. Cependant un jour que le marchand de vin ne voulut plus lui faire crédit et le mit à la porte, il rentra chez sa femme en lui jurant de ne plus jamais retomber dans ce honteux excès. Il tint parole, mais la maladie avait déjà fait de rapides progrès chez tous les deux, et ni lui ni sa femme n'ont plus voulu se découvrir à personne.

La misère aussi faisait de grands ravages, tout était consommé, il n'y avait pas de travail possible, et c'est ainsi que ces pauvres gens furent réduits au dernier degré de dépérissement et de souffrance! C'est dans ce triste état que je les ai trouvés et je les ai rendus à une parfaite santé par l'heureux emploi de ce Rob dont la thérapeutique est aussi simple que sûre et rationnelle; ajoutons, à l'honneur du médicament, que sa précieuse supériorité dépend surtout de sa préparation exceptionnelle d'après les procédés employés, ainsi qu'on le sait dans le laboratoire de la rue Bonaparte, procédés qui, honorés de l'approbation des plus hautes sommités scientifiques, permettent au docteur Giraudeau de Saint-Gervais de faire un appel constant au public et aux médecins afin que chacun puisse en juger par soi-même.

C'est animé de ces inspirations que je termine ce petit ouvrage et je n'ai plus qu'à dire va donc: Va donc, pauvre et modeste brochure, fais ton chemin, cherche-toi quelques vrais amis de qui tu puisses trouver approbation sincère, et si tu rencontrais de bienveillants lecteurs parmi cette nation qui occupe le premier rang parmi les peuples, alors ce sera un encouragement pour ton auteur à ramasser encore une pierre pour ajouter au monument plus important qu'il peut élever peut-être un jour.

Dr Maurice Herczegy,

18, rue du Helder.

Janvier 1857.

www.ingramcontent.com/pod-product-compliance
Lightning Source LLC
LaVergne TN
LVHW012017160826
845678LV00002B/884
9782329661919